BEI GRIN MACHT SICH IHR WISSEN BEZAHLT

AF149160

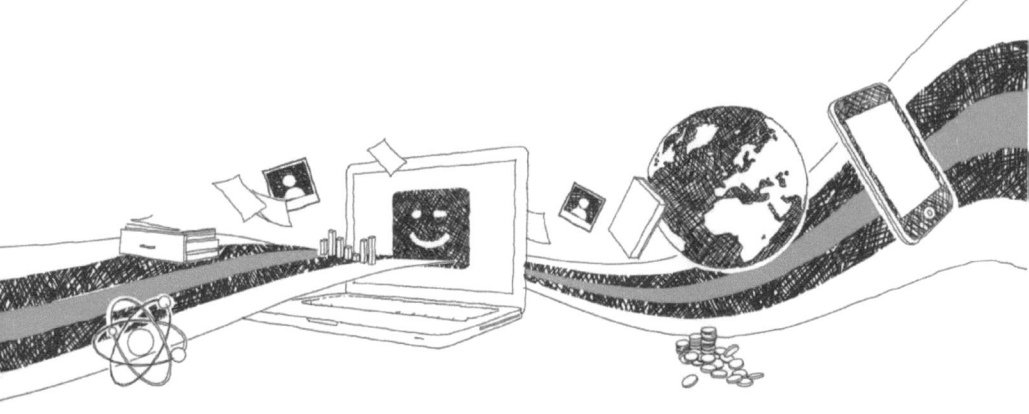

- Wir veröffentlichen Ihre Hausarbeit,
  Bachelor- und Masterarbeit

- Ihr eigenes eBook und Buch -
  weltweit in allen wichtigen Shops

- Verdienen Sie an jedem Verkauf

Jetzt bei www.GRIN.com hochladen
und kostenlos publizieren

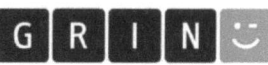

Thomas Lux

Reparaturanfälligkeit von steg-, teleskop- und kugel-kopfretinierten Implantat-Suprastrukturen bei der Versorgung zahnloser Unterkiefer - eine vergleichende Literaturstudie

GRIN Verlag

Bibliografische Information der Deutschen Nationalbibliothek:

Die Deutsche Bibliothek verzeichnet diese Publikation in der Deutschen National-
bibliografie; detaillierte bibliografische Daten sind im Internet über http://dnb.d-
nb.de/ abrufbar.

Impressum:

Copyright © 2011 GRIN Verlag GmbH
Druck und Bindung: Books on Demand GmbH, Norderstedt Germany
ISBN: 978-3-656-07707-7

Dieses Buch bei GRIN:

http://www.grin.com/de/e-book/183075/reparaturanfaelligkeit-von-steg-teleskop-
und-kugelkopfretinierten-Implantat-suprastrukturen

GRIN - Your knowledge has value

Der GRIN Verlag publiziert seit 1998 wissenschaftliche Arbeiten von Studenten, Hochschullehrern und anderen Akademikern als eBook und gedrucktes Buch. Die Verlagswebsite www.grin.com ist die ideale Plattform zur Veröffentlichung von Hausarbeiten, Abschlussarbeiten, wissenschaftlichen Aufsätzen, Dissertationen und Fachbüchern.

Besuchen Sie uns im Internet:

http://www.grin.com/

http://www.facebook.com/grincom

http://www.twitter.com/grin_com

Reparaturanfälligkeit von steg-, teleskop- und kugelkopfretinierten Implantat-Suprastrukturen bei der Versorgung zahnloser Unterkiefer - eine vergleichende Literaturstudie

Dr. med. dent. Thomas Lux

Zusammenfassung

In einer Literaturrecherche wurden die Ergebnisse bei der Versorgung des Unterkiefers mit steg-, kugelkopf- und konuskronenretinierten Suprastrukturen auf Implantaten ausgewertet. Es wurden 35 klinische Studien ausgewertet, von denen 80 % der Evidenzstufe IIb und 20 % der Evidenzstufe IIIb entsprachen. Als Zielkriterium wurde das Retentionsvermögen gewählt.

Der Reparaturaufwand ist im Mittel am geringsten bei Stegen, gefolgt von Kugelköpfen und Konuskronen. Bei Stegen stellen die Aktivierung der Stegreiter und bei Kugelköpfen der Austausch der Matrizen häufige Maßnahmen dar, die unkompliziert und schnell durchgeführt werden können. Bei Konuskronen sind weniger häufig Reparaturen erforderlich. Allerdings ist eine Aktivierung bei Retentionsverlust nur durch vergleichsweise aufwändige Maßnahmen bis hin zur Neuanfertigung der Krone möglich, und es kommt gelegentlich zu einem Implantatbruch.

Insgesamt ist die Literaturdatenlage als nicht zufriedenstellend zu bezeichnen. Es fehlen – besonders für Konuskronen – Langzeitstudien mit größeren Fallzahlen und definierten Erfolgskriterien.

Schlüsselwörter: Steg – Kugelkopf – Konuskrone – Reparatur

Einleitung

An Suprakonstruktionen auf dentalen Implantaten werden zahlreiche Forderungen gestellt: die exakte Passung, die gleichbleibend ausreichende Haftung ohne Lösen der Verbindung während des Kauvorganges, geringe Pfeilerbelastung, Biokompatiblität, geringe Plaqueadhäsion, gute Ästhetik, geringe Kosten und – besonders im Hinblick auf (ältere) Menschen mit eingeschränkten manuellen Fertigkeiten – einfache Handhabbarkeit beim Ein- und Ausgliedern und leichte Zugänglichkeit für Hygienemaßnahmen [63; 64].

Um diese Forderungen zu erfüllen, kommt der Verankerung der Suprakonstruktionen besondere Bedeutung zu. Es wurden bewährte Konzepte aus der konventionellen Prothetik übernommen und für die Verwendung in der Implantologie modifiziert.

Ein Verankerungselement zwischen Prothese und dentalem Implantat soll aus implantologischer Sicht zahlreiche Funktionen übernehmen [13; 57]: Retentions- oder Haltefunktion, Stütz- und Kraftverteilungsfunktion, Verblockungs- oder Schubverteilungsfunktion, Führungsfunktion sowie Kippmeiderfunktion.

Bei Betrachtung dieses umfangreichen Katalogs an Anforderungen erscheint es unwahrscheinlich, dass ein einziges Verankerungselement alle Bedingungen gleich gut erfüllen kann, zumal sich die verschiedenen Systeme deutlich in ihrer Grundkonzeption und ihren Eigenschaften unterscheiden. Daher sollen die Varianten Steg, Kugelkopf und Teleskope hier verglichen werden.

Bei Stegattachments erfolgt die Verankerung der Deckprothesen mit Hilfe von Steg-Reiter-Kombinationen auf den Implantaten, d. h. die Stege als Patrize gewährleisten eine Verbindung über Stegreitermatrizen.

Man kann nach ihrer Querschnittsform runde, ovale und parallelwandige Stege voneinander unterscheiden. Runde – und in geringerem Maße auch ovale – Stege ermöglichen in Zusammenhang mit ihren Stegreitern eine Rotation um die Stegachse, so dass eine gute Stabilität gewährleistet ist und der Kaudruck direkt auf den Kieferkamm übertragen wird. Parallelwandige Stege lassen dagegen keine Rotation zu und werden daher gewählt, wenn die Implantate eng nebeneinander stehen oder wenn rein implantatgetragene Suprakonstruktionen erwünscht sind [53; 55]. Im Vergleich mit anderen Attachmentsystemen ist nur mit Stegkonstruktionen die Möglichkeit der primären Verblockung der Implantate gegeben. Wenngleich eine solche Verblockung aus Gründen der Stabilität erwünscht sein kann, so entstehen hierdurch jedoch einerseits bereits bei Eingliederung der Prothese Spannungen im periimplantären Knochen und Belastungen der Mukosa auf der Arbeitsseite [29]. Andererseits ist es als positiv zu werten, dass vertikal einwirkende Kräfte gleichmäßiger auf die Implantate verteilt werden [22].

Im Gegensatz zu Stegen ermöglichen Kugelkopfsysteme keine primäre Verblockung, sondern sie werden sekundär durch die Implantate abgestützt. Die primäre Verblockung wird allerdings bei Unterkieferversorgungen nicht als unbedingt notwendig angesehen [38;39]. Das Kugelkopfattachment wird den beweglichen Verankerungen zugeordnet, da es Rotationsbewegungen der Prothese in eine oder mehrere Richtungen und/oder vertikale Translationsbewegungen zulässt. Durch die bewegliche Verbindung wird der Hebelarm der am Implantat angreifenden Kippkräfte verkürzt. Die Implantate müssen immer senkrecht zur Okklusalebene stehen, um eine axiale Belastung des implantats zu gewährleisten. Eine präzise Okklusionsgestaltung – balancierte Okklusion mit freedom-in-centric sowie eine optimale Gestaltung der Prothesenbasis beeinflussen ebenfalls die Stabilität der Prothese und die Verteilung der Kaukräfte [66].

Kugelkopfattachments bestehen wie Stege aus einer Patrize, dem eigentlichen Kugelkopf, und einer Matrize, die den Kugelkopf umschließt. Die früher übliche Verwendung von Gummringen („O-Ringe") oder Kunststoffstoppern als Retentionselemente hat sich nicht bewährt [55]. Stattdessen werden moderne Matrizen aus Metall hergestellt und sind damit ausreichend stabil. Aus dem gleichen Grund werden heute große Durchmesser von etwa 3 mm verwendet. Wegen der fehlenden Verblockung ist es zweckmäßig, Kugelkopfattachments bei Prothesen auf mindestens drei Implantaten zu verwenden, um durch mehr als zwei Verankerungspunkte zu mehr Stabilität der Prothese zu gelangen [38; 39].

In der klassischen Prothetik werden Teleskopkronen („Doppelkronen") als Verankerungselement häufig verwendet. Aus der großflächigen Umfassung der Krone mit einer Sekundärkonstruktion, d. h. durch ein Verklemmen von Außen- und Innenkrone, ergibt sich ein starker Halt [48]. Die Retentionskraft von Konuskronen wird dabei von dem Konuswinkel, der Anpresskraft, der Legierung und der Oberflächenrauigkeit beeinflusst [36].

Material und Methoden

Im Rahmen der Literaturrecherche in der medizinischen Datenbank PubMed (http://www.ncbi.nlm.nih.gov/sites/entrez) wurden bis Oktober 2007 klinische Studien zum Vergleich der drei Suprastrukturen Kugelkopfattachment, Teleskop und Steg im zahnlosen Unterkiefer gesucht.

Zunächst wurde eine Schlagwortsuche mit Hilfe der Medical Subject Headings (MeSH) mit folgenden Ergebnissen durchgeführt:

- "Jaw, Edentulous"[Mesh] AND "Mandible"[Mesh] AND "Dental Implants"[Mesh] – 562 Quellen

- "Jaw, Edentulous"[Mesh] AND "Mandible"[Mesh] AND "Dental Implants"[Mesh] AND "Denture, Overlay"[Mesh] 143 Quellen

- "Jaw, Edentulous"[Mesh] AND "Mandible"[Mesh] AND "Dental Implants"[Mesh] AND "Denture, Overlay"[Mesh] AND "Clinical Trial "[Publication Type] 48 Quellen

Da für die einzelnen Attachmentsysteme keine eigenen MeSH-Schlagworte vorhanden sind, wurde die MeSH-Suche mit Freitext-Suchwörtern kombiniert:

- "Jaw, Edentulous"[Mesh] AND "Mandible"[Mesh] AND "Dental Implants"[Mesh] AND "Denture, Overlay"[Mesh] AND "Clinical Trial "[Publication Type] AND bar – 19 Quellen

- "Jaw, Edentulous"[Mesh] AND "Mandible"[Mesh] AND "Dental Implants"[Mesh] AND "Denture, Overlay"[Mesh] AND "Clinical Trial "[Publication Type] AND ball – 11 Quellen

- "Jaw, Edentulous"[Mesh] AND "Mandible"[Mesh] AND "Dental Implants"[Mesh] AND "Denture, Overlay"[Mesh] AND "Clinical Trial "[Publication Type] AND telescopic crown – 0 Quellen

Um auch Quellen zu erfassen, die nicht explizit durch die Schlagwortkennzeichnung dem zahnlosen Unterkiefer zugeordnet werden, sich aber dennoch hiermit befassen, wurde ergänzend eine Suche mit folgenden Suchkriterien durchgeführt:

- "Dental Implants"[Mesh] AND "Denture, Overlay"[Mesh] - 691 Quellen

- "Dental Implants"[Mesh] AND "Denture, Overlay"[Mesh] AND bar 173 Quellen

- "Dental Implants"[Mesh] AND "Denture, Overlay"[Mesh] AND ball 60 Quellen

- "Dental Implants"[Mesh] AND "Denture, Overlay"[Mesh] AND telescopic crown 6 Quellen

Anhand der Abstracts wurde eine Vorauswahl nach bestimmten Ein- und Ausschlusskriterien getroffen:

Einschlusskriterien:

- Therapiestudie zur Versorgung zahnloser Unterkiefer mit steg-, kugelkopf- oder teleskopretinierten Implantat-Suprastrukturen

- Klinische Studie

- Untersuchung an lebenden Menschen

- Nennung der Fragestellung und der Methodik

- Abgeschlossene Studie

Ausschlusskriterien:

- Therapiestudie über die prothetische Versorgung des Oberkiefers

- Einzelzahnimplantate

- Fallbeschreibungen

Bei der Auswertung wurden (wenn möglich) Zahlenangaben zu einzelnen Kriterien – getrennt nach Art des Retentionssystems – einander gegenübergestellt und aus Gründen der Vergleichbarkeit die Patientenzahlen, die Zahl der Implantate und die Beobachtungsdauer berücksichtigt.

Zur Beurteilung der Evidenz der klinischen Studien wurden die Kategorisierung „Levels of Evidence" des „Oxford Centre for Evidence Based Medicine" zugrundegelegt [52].

Ergebnisse

Es wurden insgesamt 35 Studien in die Auswertung eingeschlossen (Tabelle 1).
Als Probandengut dienten in der Mehrheit 21-40 Patienten (n=18, 51 %). Lediglich 11 % der Studien befassten sich mit 81-100 und 17 % mit mehr als 100 Patienten (Abbildung 1).

In drei Studien (8,3 %) war ein Beobachtungszeitraum von lediglich drei Monaten gewählt worden. Der größte Teil der Studien erstreckte sich über 1-2 (26 %)
und 3-4 (26 %) Jahre). Insgesamt acht Studien (23 %) hatten eine Dauer von 5-
8 Jahren und 7 Langzeitstudien (20 %) hatten eine Gesamtbeobachtungsdauer
ab neun Jahren (Abbildung).

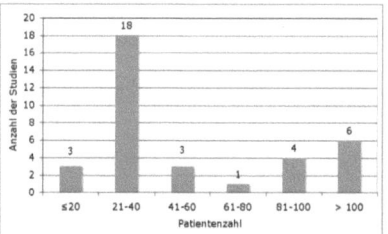

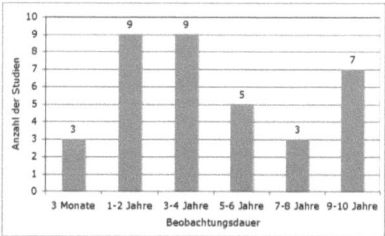

Abbildung 1: Übersicht über die Patientenzahlen der ausgewer-
teten Studien

Abbildung 2: Beobachtungsdauern der
ausgewerteten Studien

Bezüglich der Studienqualität wurden 28 von 35 Studien (80 %) der Evidenzklasse IIb („Einzelne Kohortenstudie/RCT mit methodischen Mängeln") und die
restlichen sieben (20 %) der Evidenzklasse IIIb („Einzelne Fall-Kontroll-Studie,
retrospektive Studie") zugeordnet. Für keine Studie traf das Kriterium „Einzelne
randomisierte kontrollierte Studie mit engem Konfidenzintervall" (Evidenzklasse
Ib) zu.

Tabelle 1: Übersicht über die in der vorliegenden Untersuchung verwendeten klinischen Studien
(n Pat. = Gesamtzahl der eingeschlossenen Patienten, P = Anzahl Patienten, I = Anzahl Implantate, Dauer = Beobachtungsdauer, * = Kontrollgruppe mit Magnetattachments, ** = Kontrollgruppe mit konventioneller Prothese)

Autoren	n Pat.	Steg	Kugel-kopf	Teleskop	Dauer	Studientyp	Evidenz typ
Bergendal und Engquist 1998 [2]	31	18 P/2 I	13 P/2 I	-	7 J.	prospektiv randomisiert kontrolliert	IIb
Branemark et al. 1999 [4]	50	50 P/3 I	-	-	3 J.	prospektiv	IIb
Burns et al. 1995 [5]	17	-	17 P/2 I	-	3 Mon.	prospektiv, kontrolliert, Crossover*	IIIb
Cordioli et al. 1997 [6]	21	-	21 P/1 I	-	5 J.	prospektiv	IIb
Cune et al. 2005 [7]	18	18 P/2 I	18 P/2 I	-	3 Mon.	prospektiv, kontrolliert, Crossover	IIIb
Davis und Packer 1999 [8]	25	-	13 P/2 I	-	5 J.	prospektiv, kontrolliert*	IIb
Davis und Packer 2000 [9]	37	12 P/2I	13 P/2 I	-	3 J.	prospektiv, kontrolliert*	IIb
Davis et al. 1996 [10]	25	-	13 P/2 I	-	3 J.	prospektiv, kontrolliert*	IIb
den Dunnen et al. 1997 [11]	104	104 P/2 I	-	-	3 J.	retrospektiv	IIIb
Dudic und Mericske-Stern 2002 [12]	119	85 P/2 I (3 Stegty-pen)	34 P/2 I	-	9,3 J.	prospektiv, kontrolliert	IIb
Geertman et al. 1996 [14]	95	29 P/1 I 33 P/2 I	-	-	1 J.	prospektiv, kontrolliert**	IIb
Gotfredsen und Holm 2000 [15]	26	11 P/2 I	15 P/2 I	-	5 J.	prospektiv, kontrolliert	IIb
Heckmann 1996 [16]	31			7 P/4 I 5 P/3 I 19 P/2 I	20 Mon.	prospektiv	IIIb

Autoren	n Pat.	Steg	Kugel-kopf	Teleskop	Dauer	Studientyp	Evidenz-typ
Heckmann et al. 2004 [17]	23	-	-	23 P/2 I	10 J.	prospektiv	IIb
Heydenrijk et al. 2003 [19]	60	2 IMZ-I, One stage 2 IMZ-I, Two stage 2 ITI-I, One stage	-	-	2 J.	prospektiv, kontrolliert, randomisiert	IIb
Hooghe und Naert 1997 [21]	207	179 P/2 I	14 P/2 I	-	9 J.	prospektiv, kontrolliert	IIb
Karabuda et al. 2002 [23]	36	18 P/ 2-3 I	18 P/ 2-3 I	-	Steg: 4 J. Kugel: 2 J.	prospektiv, kontrolliert	IIIb
Klemke et al. 1996 [24]	29	-	-	29 P /3-6 I	9,5 J.	retrospektiv	IIIb
Krennmair et al. 2006 [25]	25	-	13 P/2 I	12 P/2 I	3 J.	prospektiv, randomisiert, kontrolliert	IIb
Meijer et al. 2003 [26]	40	20P/2IMZ, 20P/2 ITI	-	-	1 J.	prospektiv, randomisiert, kontrolliert	IIb
Meijer et al. 2003 [28]	121	61 P/2 I	-	-	10 J.	prospektiv, kontrolliert**	IIb
Naert et al. 2004 [37]	21	7 Pat/2 I	8 P/2 I	-	10 J.	prospektiv, randomisiert, kontrolliert*	IIb
Naert et al. 1997 [38]	36	12 Pat/2 I	12Pat/2 I	-	3 J.	prospektiv, randomisiert, kontrolliert*	IIb
Naert et al. 1998 [39]	36	12 Pat/2 I	12Pat/2 I	-	5 J.	prospektiv, randomisiert, kontrolliert*	IIb
Naert et al. 1999 [40]	36	12 Pat/2 I	12Pat/2 I	-	5 J.	prospektiv, randomisiert, kontrolliert*	IIb
Naert et al. 1994 [41]	36	12 Pat/2 I	12Pat/2 I	-	1 J.	prospektiv, randomisiert, kontrolliert*	IIb
Payne und Solomons 2000 [45]	59	20 P/2 I 21 P/3-4 I	-	-	3 J.	prospektiv, randomisiert, kontrolliert**	IIb

Autoren	n Pat.	Steg	Kugel-kopf	Teleskop	Dauer	Studientyp	Evidenz-typ
Roynesdal et al. 2001 [50]	21	-	21 P/2 I	-	2 J.	prospektiv	IIb
Stoker et al. 2007 [56]	96	33 P/2 I 33 P/4 I	30Pat/2 I	-	8 J.	prospektiv, randomisiert, kontrolliert	IIb
Timmermann et al. 2004 [58]	100 P	37 P/2 I 37 P/4 I	36Pat/2 I	-	8 J.	prospektiv, randomisiert, kontrolliert	IIb
van Kampen et al. 2003 [59]	18	18 P/2 I	18 P/2 I	-	3 Mon.	prospektiv, kontrolliert, Crossover*	IIIb
Visser et al. 2006 [60]	151	62 P/2 I	-	-	10 J.	prospektiv, kontrolliert**	IIb
Walton 2003 [61]	100	50 P/2 I	50 P/2 I	-	3 J.	prospektiv, randomisiert, kontrolliert	IIb
Walton et al. 2002 [62]	64	30 P/2 I	34 P/2 I	-	1 J.	prospektiv, randomisiert, kontrolliert	IIb
Wismeijer et al. 1999 [65]	110	34 P/2 I 36 P/4 I	32 P/2 I	-	19 Mon.	prospektiv, kontrolliert	IIb

Reparaturanfälligkeit der Attachments

Am häufigsten wird von Lockerungen der Implantatschrauben, Lösen der Re-tentionsclips bei Stegen und Austausch von Kugelköpfen berichtet. Daher wer-den im Folgenden diese Komplikationen ausführlicher beschrieben. Zahlreiche weitere mögliche Reparaturen betreffen jede einzelne Komponente der jeweili-gen Systeme, und diese werden nur vereinzelt in der Literatur detailliert aufge-schlüsselt. Sie fließen allerdings in den insgesamt erforderlichen Nachsorge-aufwand mit ein. Da die Konuskronen anfallenden Reparaturen und Wartungs-arbeiten von denjenigen bei Stegen und bei Kugelköpfen abweichen, werden sie separat behandelt.

Lockerung der Implantatschrauben

Das Lockern der Implantatschrauben ist sowohl bei Steg- als auch bei Kugel-kopfverankerungen sehr häufig. Wie Tabelle 2 zeigt, ist eine Schraubenlösung bei Kugelkopfattachments häufiger. In den Verlaufsstudien von Naert et al. war nach drei Jahren bereits ein Drittel betroffen und nach fünf Jahren alle Kugel-köpfe [40; 41]. Studien von Davis und Packer [8; 9] berichteten von 76,9 %

Schraubenlockerungen bei Kugelkopfverankerungen nach 3 Jahren und von 34,6 % nach fünf Jahren.

Bei Stegverankerungen scheint das Lösen der Schrauben besonders im ersten Jahr gehäuft aufzutreten [11] und danach nur noch bei unter 10 % der Fälle aufzutreten. Nach Naert et al. [37] sind im Verlauf von zehn Jahren dennoch 42,8 % wegen einer Lockerung der Stegschraube behandelt worden.

Tabelle 2:   Lockerung der Implantatschrauben (k. A. = keine Angabe)

Autoren	N Pat.	Retentionssystem	Beobachtungszeitraum	Häufigkeit
Naert et al. 1994 [41]	24	2 Impl., Kugelkopf	3 Jahre	33,3 %
den Dunnen et al. 1997 [11]	104	2 Impl., Steg (k.A.)	3 Jahre	1. Jahr: 31,7 % 2. Jahr: 9,7 % 3. Jahr: 6,8 %
Davis und Packer 1999 [8]	13	2 Impl., Kugelkopf	5 Jahre	34,6 %
Naert et al. 1999 [40]	24	2 Impl., Kugelkopf	5 Jahre	100 %
Davis und Packer 2000 [9]	13 12	2 Impl., Kugelkopf 2 Impl., Steg (rund)	3 Jahre	76,9 % 8,3 %
Naert et al. 2004 [37]	7 8	2 Impl., Steg (oval) 2 Impl., Kugelkopf	10 Jahre	42,8 % 100 % (1,9-mal/Pat.)

Lösen der Stegreiter

Eine weitere Komplikation betrifft das Lösen der Stegreiter bei Stegverankerungen (Tabelle 3).

In einer Verlaufsuntersuchung über 5 Jahre stellten Gotfredsen und Holm [15] eine besonders hohe Reparaturanfälligkeit im ersten Jahr fest. Hier lockerten sich 63,6 % aller Stegreiter. In den Folgejahren waren es jeweils nur noch 9,1 % oder 18,2 % der Stege, bei denen dieses Problem auftrat. Den Dunnen et al. [11] beobachteten eine kontinuierliche Zunahme dieser Komplikation über drei Jahre bis zu einer Häufigkeit von 27,5 %.

Visser et al. [60] stellten in ihrer Studie jeweils 30 Patienten mit 2 oder 4 stegverankerten Prothesen gegenüber. Ein Lösen der Reiter trat hier bei 66,7 % der Gruppe mit 2 Implantaten, aber nur bei 46,7 % der Gruppe mit 4 Implantaten auf. Im Gegensatz hierzu berichteten Payne und Solomons [45], dass in ihrem Patientengut bei 86 % einer Gruppe mit 3-4 Implantaten Probleme mit den Stegreitern auftraten, aber nur bei 38 % der Patienten mit 2 Implantaten.

Tabelle 3: Häufigkeit von Lösungen der Stegreiter (k.A. = keine Angabe)

Autoren	n Pat.	Retentionssystem	Beobachtungszeitraum	Häufigkeit
den Dunnen et al. 1997 [11]	104	2 Impl., Steg (k.A.)	3 Jahre	1. Jahr: 5,8 % 2. Jahr: 9,7 % 3. Jahr: 27,5 %
Gotfredsen und Holm 2000 [15]	11	2 Impl., Steg (rund)	5 Jahre	1. Jahr: 63,6 % 2. Jahr: 18,2 % 3. Jahr: 9,1 % 4. Jahr: 9,1 % 5. Jahr: 18,2 %
Payne und Solomons 2000 [45]	20 21	2 Impl., Steg (rund)	3 Jahre	38 % 86 %

Autoren	n Pat.	Retentionssys- tem	Beobach- tungs- zeitraum	Häufigkeit
		3/ 4 Impl. Steg (rund)		
Visser et al. 2006 [60]	30 30	2 Impl., Steg (rund) 4 Impl., Steg (rund)	5 Jahre	2 Impl.: 66,7 % 4 Impl.: 46,7 %

Austausch des Kugelkopfs

Zahlreiche Studien berichten von einem notwendigen Austausch der Kugelköpfe. Die Zahlenangaben hierzu sind sehr inkonsistent, wie aus

Tabelle hervorgeht. Demnach reichen die Häufigkeiten in den ersten drei Jah-

Autoren	n Pat.	Retentionssystem	Beobachtungszeitraum	Häufigkeit
Naert et al. 1994 [41]	24	2 Impl., Kugelkopf	3 Jahre	29,1 %
den Dunnen 1997 [11]	104	2 Impl., Kugelkopf	3 Jahre	1. Jahr: 5,8 % 2. Jahr: 9,7 % 3. Jahr: 17,5 %
Davis und Packer 1999 [8]	13	2 Impl., Kugelkopf	5 Jahre	11,5 %
Davis und Packer 2000 [9]	13	2 Impl., Kugelkopf	3 Jahre	30,8 %
Gotfredsen und Holm 2000 [15]	15	2 Impl., Kugelkopf	5 Jahre	20,0 %
Walton 2003 [61]	50	2 Impl., Kugelkopf	3 Jahre	47,0 %
Naert et al. 2004 [37]	8	2 Impl., Kugelkopf	10 Jahre	75,0 %
Krennmair et al. 2006 [25]	13	2 Impl., Kugelkopf	3 Jahre	Jahr 1: 0 % Jahr 2: 15,4 % Jahr 3: 38,5 %

ren von 17,5 % bis 47,0 %. In fünf Jahren werden 11,5 % beziehungsweise 30 % angegeben, und nach zehn Jahren sollen schließlich 75 % der Kugelköpfe ausgetauscht worden sein.

Tabelle 4:   Austausch des Kugelkopfs

Autoren	n Pat.	Retentionssys-tem	Beobach-tungs-zeitraum	Häufigkeit
Naert et al. 1994 [41]	24	2 Impl., Kugel-kopf	3 Jahre	29,1 %
den Dunnen 1997 [11]	104	2 Impl., Kugel-kopf	3 Jahre	1. Jahr: 5,8 % 2. Jahr: 9,7 % 3. Jahr: 17,5 %
Davis und Packer 1999 [8]	13	2 Impl., Kugel-kopf	5 Jahre	11,5 %
Davis und Packer 2000 [9]	13	2 Impl., Kugel-kopf	3 Jahre	30,8 %
Gotfredsen und Holm 2000 [15]	15	2 Impl., Kugel-kopf	5 Jahre	20,0 %
Walton 2003 [61]	50	2 Impl., Kugel-kopf	3 Jahre	47,0 %
Naert et al. 2004 [37]	8	2 Impl., Kugel-kopf	10 Jahre	75,0 %
Krennmair et al. 2006 [25]	13	2 Impl., Kugel-kopf	3 Jahre	Jahr 1: 0 % Jahr 2: 15,4 % Jahr 3: 38,5 %

Reparaturanfälligkeit von Teleskopkronen

Zum Reparaturaufwand bei Teleskop-/Konuskronen liegen nur wenige Studien vor. Bereits 1986 berichtete Heners von zahlreichen Komplikationen bei der Verwendung von Konuskronen. Bei 18 Konuskronen, von denen allerdings 5 im Oberkiefer zum Einsatz kamen, traten 6-mal (33,3 %) Lösungen des Halteelements, jeweils viermal (22,2 %) Brüche der Krone beziehungsweise des Stiftes und zwei (11,1 %) Implantatbrüche auf. Einmal musste die Konuskrone korrigiert werden.

Bei 12 Patienten mit einer Teleskopkrone kam es in drei Fällen (25,0 %) im Laufe von drei Jahren zu einer Lockerung des Innenteleskops, aber nie zu sichtbaren Abnutzungserscheinungen oder Frakturen [25]. Am Außenteleskop waren keine reparaturbedürftigen Veränderungen erkennbar.

Hinsichtlich einer Objektivierung und Einschätzung des Erhaltungsaufwandes teilen Klemke et al. [24] die prothetischen Komplikationen bei herausnehmbarem Zahnersatz in vier Schweregrade ein:

Komplikationsgrad 1 (einfache Komplikation): Die Wiederherstellung ist möglich ohne den Einsatz von Ersatzteilen.

Komplikationsgrad 2 (aufwändige Komplikation): Verlust von standardisierten Teilen des Implantatsystems. Die Wiederherstellung erfordert den Austausch von Teilelementen des standardisierten Systems.

Komplikationsgrad 3 (problematische Komplikation): Verlust von individuell hergestellten Konstruktionsteilen. Die Wiederherstellung erfordert eine zeitaufwändige Anfertigung und Einarbeitung individuell hergestellter Konstruktionsteile. Ein Abweichen vom routinemäßigen und systemgerechten Behandlungsabldauf und unter Umständen sogar eine Neuanfertigung werden notwendig.

Komplikatonsgrad 4 (irreversible Komplikation): Die Komplikation führt zum irreversiblen Verlust der Funktionsfähigkeit des Implantates. Sie bedingt eine neue Implantation und dadurch auch eine Neuanfertigung der Suprakonstruktion.

Die Verteilung der von Klemke et al. (1996) beobachteten prothetischen Komplikationen bei 29 Patienten mit insgesamt 96 Implantaten über einen Beobachtungszeitraum von 2 bis 9,5 Jahren ist in Abbildung 3 dargestellt. Es zeigt sich, dass insgesamt 58 Leistungen (60 %) dem Komplikationsgrad 1 zugeordnet wurden. Im Einzelnen handelte es sich um Lösungen der zementierten Titanschraube und Ablösungen der individuell hergestellten Konuskronen. Bei 18 Komplikationen des Grades 2 (19 %) wurden ausnahmslos die frakturierten

Schrauben ersetzt. Unter Komplikationsgrad 3 sind 17 Konuskronen (18 %) zusammengefasst, die ihre Haftfähigkeit verloren und neu angefertigt werden mussten. Drei Konuskronen (3 %) brachen so tief, dass das verbleibende Fragment chirurgisch entfernt werden musste und hierbei auch das betreffende Implantat unbrauchbar wurde (Komplikationsgrad 4).

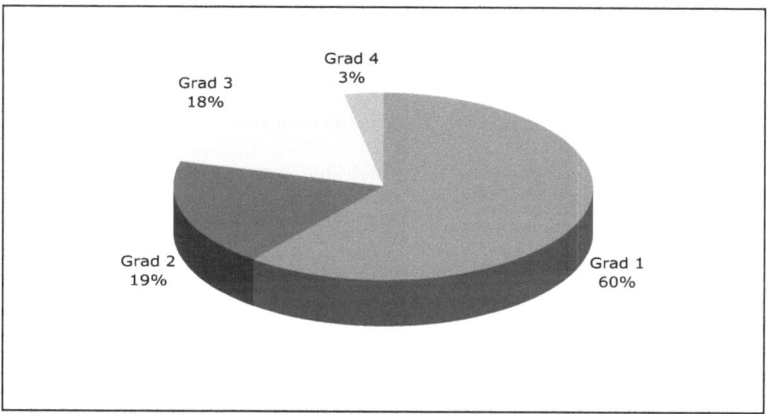

Abbildung 3: Verteilung der Komplikationen auf vier Schweregrade bei 29 Patienten mit insgesamt 96 Implantaten (Daten aus Klemke et al. 1996 [24])

Schneider und Gehrke berichteten von einem gehäuft auftretenden Verlust der präfabrizierten Goldkappen, die auf die Konusaufbauten aufgesetzt und in die Basis der bestehenden Hybridarbeit reintegriert werden. Bei 11 von 89 Implantaten in Unter- oder Oberkiefer kam es zu einem solchen Käppchenverlust [54].

Gesamtaufwand von Wartungsarbeiten und Reparaturen

Für den Gesamtaufwand bei Stegverankerungen liegt nur die Studie von Davis und Packer [9] vor, die lediglich von durchschnittlich 0,4 Reparaturen beziehungsweise Wartungsarbeiten pro Implantat während der dreijährigen Beobachtungsdauer berichteten. Bei kugelkopfverankerten Implantaten ist der Nachsorgeaufwand wesentlich höher. Er wird mit 0,6 Arbeiten pro Jahr [15] beziehungsweise bis zu 4,8 pro Implantat in drei Jahren [25] beziffert. Nach Davis und Packer [10] ist der Nachsorgebedarf besonders im ersten Jahr hoch.

Dudic und Mericske-Stern [12] unterschieden in ihrer Studie über 119 Patienten zwischen resilienten (Kugelkopf, runder Steg) und starren (U-Steg, U-

Extensionssteg) Attachments und fanden heraus, dass bei den starren Verankerungen Brüche der Stege und Stegbestandteile häufiger vorkamen, während
in der Gruppe der Patienten mit resilienten Attachments häufiger lockere und
verlorengegangene Retainer auftraten. Bei einem Vergleich des Erhaltungsaufwandes nach zwei und fünf Jahren zeigte sich, dass bei den starren Verankerungen der Aufwand nach fünf Jahren höher war, bei den resilienten Verankerungen dagegen nach zwei Jahren.

Für Teleskopkronen ermittelten Krennmair et al. (2006) im Verlauf von drei Jahren durchschnittlich 2,2 Reparatur- und Wartungsarbeiten, d.h. weniger als halb
so viel wie für Kugelkopfattachments (4,8 Arbeiten).

Tabelle 5: Häufigkeit von Reparatur- und Wartungsarbeiten bei verschiedenen Attachments

Autoren	n Pat.	Retentionssystem	Beobach- tungs- zeitraum	Häufigkeit/ Implantat		
Davis und Pa- cker 1996 [10]	13	2 Impl., Kugelkopf	3 Jahre	1. Jahr: 1,3 2. Jahr: 0,5 3. Jahr: 0,7		
Davis und Pa- cker 1999 [8]	13	2 Impl., Kugelkopf	5 Jahre	1,7		
Davis und Pa- cker 2000 [9]	13 12	2 Impl., Kugelkopf 2 Impl., Steg (rund)	3 Jahre	1,7 0,4		
Gotfredsen und Holm 2000 [15]	15	2 Impl., Kugelkopf	5 Jahre	0,6 pro Jahr		
Dudic und Me- ricske-Stern 2002 [12]	75 44	2 Impl., resilient (Ku- gel, runder Steg) 2 Impl., starr (U- Steg, U-Steg mit Ex- tensionen	9,3 Jahre	pro Jahr resili- ent starr	2 J. 0,47 0,29	5. J. 0,41 0,37
Krennmair et al. 2006 [25]	13 12	2 Impl., Kugelkopf 2 Impl., Teleskop	3 Jahre	4,8 2,2		

Diskussion

Eine typische Indikation für herausnehmbaren Zahnersatz stellt der atrophierte Unterkiefer dar, der einer Prothese in der Regel ein nicht ausreichendes Lager bietet. Daher müssen bereits bei der Planung verschiedene Faktoren berücksichtigt werden, die unter anderem das Retentionsvermögen der geplanten Konstruktion, den voraussichtlichen Nachsorgeaufwand, die Prognose für Weichteil- und Knochengewebe und nicht zuletzt auch die individuellen Ansprüche, Habits und finanziellen Möglichkeiten der Patienten umfassen. Daher war das Ziel der vorliegenden Masterthese eine systematische Literaturübersicht zu den Ergebnissen verschiedener Verankerungssysteme auf Implantaten für herausnehmbare Unterkieferprothesen zu erstellen, um hierdurch eine Entscheidungshilfe bei der Auswahl eines geeigneten Attachments liefern zu können. Die Auswahl wurde auf die gebräuchlichsten Systeme Steg, Kugelkopf und Konuskrone beschränkt. Die ebenfalls lange Zeit viel verwendeten Magneten wurden ausgeklammert, da die Behandlungsergebnisse im Hinblick auf das Retentionsvermögen keine zufriedenstellenden Daten liefern und daher kontrovers diskutiert werden [5; 40; 47; 59].

Für die Auswertung wurden folgende Einschlusskriterien gewählt: Therapiestudien zur Versorgung zahnloser Unterkiefer mit steg- , kugelkopf- oder teleskopretinierten Implantat-Suprastrukturen, abgeschlossene klinische Studien an lebenden Menschen mit Nennung der Fragestellung und der Methodik. Studien, die nur die Oberkieferversorgung oder die Versorgung mit Einzelzahnimplantaten umfassten, sowie Fallbeschreibungen wurden dagegen ausgeschlossen. Es wurden insgesamt 35 Studien in die Auswertung einbezogen.

Bezüglich der Methodik fällt eine große Inhomogenität bei den gewählten Kriterien zur Beurteilung eines Behandlungserfolges auf. Daher ergaben sich innerhalb der genannten Auswertungskategorien wiederum differerierende Methoden, so dass ein direkter Vergleich erschwert war.

Auch unterschieden sich die einbezogenen Studien hinsichtlich ihrer Fallzahlen und Beobachtungsdauern erheblich. Am häufigsten, bei 18 Studien (51 %), wurden insgesamt lediglich zwischen 21 und 40 Patienten einbezogen, so dass bei Aufteilung der Patienten in Untergruppen mit verschiedenen Attachmenttypen die Fallzahlen sehr gering wurden. Der Untersuchungszeitraum reichte von drei Monaten bis zu 10 Jahren. In drei Studien trugen die Patienten nacheinander verschiedene Attachmenttypen („Crossover-Studien"), so dass hier als maßgeblicher Beobachtungszeitraum pro Typ lediglich drei Monate resultieren. Der größte Teil der Studien erstreckte sich über ein bis zwei (26 %) und drei bis vier (26 %) Jahre. Insgesamt acht Studien (23 %) hatten eine Dauer von 5-8 Jahren, und 7 (20 %) waren Langzeitstudien ab neun Jahren.

Zur Beurteilung der Qualität wissenschaftlicher Studien haben sich die Kriterien der evidenzbasierten Medizin bewährt. Für die Bewertung klinischer Studien steht die Kategorisierung in Evidenzstufen des „Oxford Centre for Evidence Based Medicine" zur Verfügung [52]. Diese beinhaltet die für die vorliegende Untersuchung relevanten Kategorien:

Ib – einzelne randomisierte kontrollierte Studie (RCT) mit engem Konfidenzintervall,
IIb – einzelne Kohortenstudie/RCT mit methodischen Mängeln,
IIIb – einzelne Fallkontrollstudie,
IV – Fallserien, Kohortenstudien und Fallkontrollstudien mit methodischen Mängeln.

Unter Anwendung dieser Kriterien wurden hier 28 von 35 Studien (80 %) der Evidenzklasse IIb und die restlichen sieben (20 %) der Evidenzklasse IIIb zugeordnet. Für keine Studie traf das höchstrangige Kriterium Ib zu. Damit ist die Datenlage zur Verwendung steg- , kugelkopf- oder teleskopretinierter Implantat-Suprastrukturen im Unterkiefer als nicht zufriedenstellend zu bewerten. Es sind mehr Langzeitstudien mit größeren Fallzahlen und definierten Kriterien zur Beurteilung des Behandlungserfolges zu fordern, die den Anforderungen der evidenzbasierten Medizin entsprechen [51]. Insbesondere fehlen für die hier untersuchte Problematik Studien der Evidenzstufe Ib, die randomisierte kontrollierte Studien mit einem engen Konfidenzintervall umfasst. Das Konfidenzintervall beschreibt den Bereich, in dem der Therapieeffekt oder das Risiko einer Behandlung („Effektgröße") mit einer bestimmten Wahrscheinlichkeit erwartet werden kann (üblicherweise 95 % = 95 %-Konfidenzintervall), und erlaubt somit Aussagen über die Unsicherheit oder Zuverlässigkeit der Aussage zur Effektgröße. Die Breite des Konfidenzintervalls hängt wiederum unter anderem von der Zahl der in die Studie eingeschlossenen Patienten ab und wird mit zunehmender Patientenzahl enger, d. h. die Effektgröße kann präziser geschätzt werden [51].

Das Ziel der evidenzbasierten Medizin ist „der gewissenhafte, ausdrückliche und vernünftige Gebrauch der gegenwärtig besten externen, wissenschaftlichen Evidenz für Entscheidungen in der medizinischen Versorgung individueller Patienten. Die Praxis der EbM bedeutet die Integration individueller klinischer Expertise mit der bestverfügbaren externen Evidenz aus systematischer Forschung" [51]. Auf dieser Basis repräsentieren die hier ausgewerteten Studien trotz ihrer methodischen Mängel den derzeit besten verfügbaren Wissensstand.

In Abhängigkeit von der unterschiedlichen Konstruktionsweise der hier behandelten Attachmentsysteme variiert die Art der erforderlichen Nachsorgearbeiten. Bei Stegen und Kugelköpfen wird am häufigsten von der Lockerung der Implantatschrauben berichtet, welche allerdings öfter bei kugelkopfverankerten Prothesen vorkommt [9; 37; 40]. Häufigkeitsangaben hierzu reichen von 6,8-42,8 % bei Stegen und 33,3-100 % bei Kugelköpfen. Naert et al. [37] beobachteten, dass bei zehnjähriger Tragedauer alle Kugelköpfe durchschnittlich 1,9-mal pro Patient nachgezogen werden mussten. Als Ursache für die häufige Lockerung der Schrauben bei Kugelkopfattachments nannten Kiener et al. das geringfügige Einsinken der Prothese bei Lagerung auf weniger als vier Implantaten. Hierdurch entsteht eine Hebelwirkung, die die Schraubenlockerung fördert. Daher überrascht es nicht, dass das Nachziehen der Schrauben besonders häufig im ersten Jahr notwendig wird [11]. Die Verbindung der Implantate durch einen Steg minimiert oder verhindert das distale Einsinken der Prothese, so dass es bei stegverankerten Systemen seltener zu Schraubenlockerungen kommt.

Bei Stegattachments stellt das Lösen der Stegreiter eine häufige Komplikation dar, die ebenfalls besonders im ersten Jahr entsteht. Zum Vorkommen schwanken die Angaben erheblich. So berichteten Gotfredsen und Holm [15] von einer stark erhöhten Inzidenz im ersten Jahr (Jahr 1: 63,6 %, Jahr 2: 18,2 %), während den Dunnen et al. [11] im Gegenteil eine ansteigende Tendenz beobachteten (Jahr 1: 5,8 %, Jahr 3: 27,5 %). Bei einem Vergleich von Patienten mit zwei oder vier Implantaten sind ebenfalls gegenläufige Ergebnisse zu verzeichnen: So berichteten Payne und Solomons von Stegreiterlockerungen bei 38 % der Patienten mit zwei Implantaten und von 86 % bei Patienten mit vier Implantaten. Die Vergleichszahlen von Visser et al. [60] lauten dagegen 66,7 % (2 Implantate) und 46,7 % (4 Implantate). Die Gründe für diese Diskrepanzen sind unklar; alle Autorengruppen (außer Gotfredsen und Holm, die keine Angaben zum Stegprofil machten) verwendeten Stege mit rundem Querschnitt, lediglich die Beobachtungsdauern von drei und fünf Jahren wichen voneinander ab. Auch die Angaben zum Austausch des Kugelkopfs sind sehr inkonsistent und schwanken von 11,5 % bis 75,0 %, ohne dass ein zeitlicher Zusammenhang erkennbar wäre. Nach den Erfahrungen von Naert et al. [42] beträgt die Lebensdauer eines Kugelkopfattachments lediglich zwei Jahre.

Trotz der divergierenden Resultate zeichnet sich ab, dass der Nachsorgeaufwand bei Stegverankerungen geringer ist als bei Kugelkopfsystemen. Man kann bei Stegen von ein bis zwei Wartungsarbeiten pro Implantat in drei Jahren ausgehen [9], während bei Kugelköpfen zwei bis fünf Reparaturen erforderlich werden [15; 25]. Nach Davis und Packer [9] ist unabhängig vom verwendeten System der Nachsorgebedarf im ersten Jahr besonders hoch. Bezüglich des finanziellen Nachsorgeaufwandes konnten Stoker et al. [56] keinen Unterschied zwischen Stegen und Kugelköpfen ausmachen.

Naturgemäß betreffen Reparaturen an Teleskopkronen andere Grundprobleme. Die guten klinischen Erfahrungen, die mit der Konuskronentechnik bei natürlichen Pfeilerzähnen gemacht worden waren, veranlassten ab 1986 Heners dazu, dieses System auch als Suprakonstruktion auf Implantaten in Erwägung zu ziehen, und in der Folgezeit tauchten in der Literatur Berichte mit guten Erfahrungen auf: Als Vorteile wurden „die Kombinationsfähigkeit des Einzelpfeilers", die „unproblematische Erweiterbarkeit der Prothese", „die gute Kontrollmöglichkeit des Einzelpfeilers" und „die gute Reinigungsfähigkeit" genannt, während diese Berichte Nachteile, Komplikationen und Schwierigkeiten mit Konuskronen außer Acht ließen [24]. Heners sowie Walther und Klemke wiesen auf Grund ihrer Fall-Kontrollstudien auf den hohen Erhaltungsbedarf bei Konuskronen hin. Während Lösungen und Frakturen der zementierten Schrauben sowie Ablösungen der Kronen, die bei bis zu 80 % der Patienten vorkommen [24], leichtere und reparable Komplikationen darstellen, treten gravierendere Probleme in Form des nicht zur korrigierenden Retentionsverlustes und des Implantatbruchs bei 20 % der Patienten auf. Im ersten Fall bleibt als Lösung eine Neuanfertigung der Krone, im zweiten Fall ist das Implantat als Prothesenpfeiler unbrauchbar [24]. Auf Grund der Gefahr solcher technischer Komplikationen rieten Schaller und Richter generell von einer Verwendung von Doppelkronen zur Prothesenretention ab [53].

Literaturverzeichnis

[1]   Bartsch, F: Grundlagen der modernen Teleskoptechnik. Teil 1: Definitionen und Herstellungsprozess. Dentallabor 1998;46:919-927

[2]   Bergendal, T, Engquist, B: Implant-supported overdentures: A longitudinal prospective study. Int J Oral Maxillofac Implants 1998;13:253-262

[3]   Binon, PP, McHugh, MJ: The effect of eliminating implant/abutment rotational misfit on screw joint stability. Int J Prosthodont 1996;9:511-519

[4]   Branemark, PI, Engstrand, P, Ohrnell, LO, Grondahl, K, Nilsson, P, Hagberg, K, Darle, C, Lekholm, U: Branemark Novum: A new treatment concept for rehabilitation of the edentulous mandible. Preliminary results from a prospective clinical follow-up study. Clin Implant Dent Relat Res 1999;1:2-16

[5]   Burns, DR, Unger, JW, Elswick, RK, Beck, DA: Prospective clinical evaluation of mandibular implant overdenture: Part I - Retention, stability, and tissue response. J Prosthet Dent 1995;73:354-363

[6]   Cordioli, G, Majzoub, Z, Castagna, S: Mandibular overdentures anchored to single implants: a five-year prospective study. J Prosthet Dent 1997;78:159-165

[7]   Cune, M, van Kampen, F, van der Bilt, A, Bosman, F: Patient satisfaction and preference with magnet, bar-clip, and ball-socket retained mandibular implant overdentures: a cross-over clinical trial. Int J Prosthodont 2005;18:99-105

[8]   Davis, DM, Packer, ME: Mandibular overdentures stabilized by Astra Tech implants with either ball attachments or magnets: 5-year-results. Int J Prosthodont 1999;12:222-229

[9]   Davis, DM, Packer, ME: The maintenance requirements of mandibular overdentures stabilized by Astra Tech implants using three different attachment mechanisms - balls, magnets, and bars. 3 year results. Eur J Prostodont Restor Dent 2000;8:131-134

[10]   Davis, DM, Rogers, JO, Packer, ME: The extent of maintenance required by implant-retained mandibular overdentures: A 3-year report. Int J Oral Maxillofac Implants 1996;11:767-774

[11]   den Dunnen, AC, Slagter, AP, de Baat, C, Kalk, W: Professional hygiene care, adjustments and complications of mandibular implant-retained

overdentures: A three-year retrospective study. J Prosthet Dent 1997;78:387-390

[12]   Dudic, A, Mericske-Stern, R: Retention mechanisms and prosthetic complications of implant-supported mandibular overdentures: Long-term results. Clin Imlant Dent Relat Res 2002;4:212-219

[13]   Freesmeyer, WB, Eisenmann, E. Konstuktionsprinzipien, Planung und Klinik des kombinierten Zahnersatzes. In FREESMEYER, WB (Hrsg.): Klinische Prothetik. Band 2: Herausnehmbarer Zahnersatz. Heidelberg, Hüthig (1999), 39-67

[14]   Geertman, ME, van Waas, MA, van 't Hof, MA, Kalk, W: Denture satisfaction in a comparative study of implant-retained mandibular overdentures: a randomized clinical trial. Int J Oral Maxillofac Implants 1996;11:194-200

[15]   Gotfredsen, K, Holm, B: Implant-supported mandibular overdentures retained with ball or bar attachments: A randomized prospective 5-year study. Int J Prosthodont 2000;13:125-130

[16]   Heckmann, S: Zur Verlaufsmessung der Implantatfestigkeit bei teleskopstabilisiertem totalem Zahnersatz. Z Zahnärztl Implantol 1996;12:148-151

[17]   Heckmann, SM, Schrott, A, Graef, F, Wichmann, MG, Weber, HP: Mandibular two-implant telescopic overdentures: 10 year clinical and radiographical results. Clin Oral Implants Res 2004;15:560-569

[18]   Heckmann, SM, Winter, W, Meyer, M, Weber, HP, Wichmann, MG: Overdenture attachment selection and the loading of implant and denture-bearing area. Part 2: A methodical study using five types of attachment. Clin Oral Implants Res 2001;12:640-7

[19]   Heydenrijk, K, Raghoebar, GM, Meijer, HJ, Stegenga, B: Clinical and radiologic evaluation of 2-stage IMZ implants placed in a single-stage procedure: 2-year results of a prospective comparative study. Int J Oral Maxillofac Implants 2003;18:424-432

[20]   Hoffmann, M: Kopplungsabhängige Implantatbelastung bei Hybridprothesen. Zahnärztl Implantol 1997;13:210-217

[21]   Hooghe, M, Naert, I: Implant supported overdentures - the Leuven experience. J Dent 1997;25:25-32

[22]   Jäger, K, Wirz, J: In-vitro-Spannungsanalysen an Implantaten in Abhängigkeit von den hybridprothetischen Suprakonstruktionen. Z Zahnärztl Implantol 1993;9:42-49

[23]   Karabuda, C, Tosun, T, Ermis, E, Ozdemir, T: Comparison of 2 retentive systems for implant-supported overdentures: soft tissue management and evaluation of patient satisfaction. J Periodontol 2002;73:1067-1070

[24]   Klemke, J, Walther, W, Heners, M: Prosthetischer Erhaltungsaufwand bei implantatgetragenen Konuskronenkonstruktionen. Z Zahnärztl Implantol 1996;12:29-34

[25]   Krennmair, G, Weinlander, M, Krainhofner, M, Piehslinger, E: Implant-supported mandibular overdentures retained with ball or telescopic crown attachments: a 3-year prospective study. Int J Prosthodont 2006;19:164-170

[26]   Lenz, J, Schindler, HJ, Pelka, H: Die keramikverblendete NEM-Konuskrone. Berlin, Quintessenz (1992)

[27]   Little, DA, Graham, L: Zirconia: simplifying esthetic dentistry. Compend Contin Educ Dent 2004;25:490-4

[28]   Meijer, HJ, Heijdenrijk, K, Raghoebar, GM: Mucosal and radiographic aspects during the healing period of implants placed in a one-stage procedure. Int J Prosthodont 2003;16:397-402

[29]   Menicucci, G, Lorenzetti, M, Pera, P, Preti, G: Mandibular implant-retained overdenture: A clinical trial of two anchorage systems. Int J Oral Maxillofac Implants 1998;13:851-856

[30]   Mericske-Stern, R: Force distribution on implants supporting overdentures: The effect of distal bar extensions. A 3-D in vivo study. Clin Oral Implants Res 1997;8:142-151

[31]   Mericske-Stern, R: Three-dimensional force measurements with mandibular overdentures connected to implants by ball-shaped retentive anchors. A clinical study. Int J Oral Maxillofac Implants 1998;13:36-43

[32]   Mericske-Stern, R, Assal, P, Buergin, W: Simultaneous force measurements in 3 dimensions on oral endosseous implants in vitro and in vivo. A methodological study. Clin Oral Implants Res 1996;7:378-386

[33]   Mericske-Stern, R, Piotti, M, Sirtes, G: 3-D in vivo force measurements on mandibular implants supporting overdentures. A comparative study. Clin Oral Implants Res 1996;7:387-396

[34]   Minagi, S, Natsuaki, N, Nishigawa, G, Sato, T: New telescopic crown design for removable partial dentures. J Prosthet Dent 1999;81:684-688

[35] Mollersten, L, Lockowandt, P, Linden, LA: Comparison of strength and failure mode of seven implant systems: An in vitro test. J Prosthet Dent 1997;78:582-591

[36] Mundt, T, Meistring, G, Greese, U: Die Konuskronenprothese. Skript der Universität Greifswald. http://www.dental.uni-greifswald.de/studium/pdf4/prothetik/ konuskronenskript.pdf (1.9.2007). o.A.;

[37] Naert, I, Alsaadi, G, Quirynen, M: Prosthetic aspects and patient satis-faction with two-implant-retained mandibular overdentures: A 10-year randomized clinical study. Int J Prosthodont 2004;17:401-410

[38] Naert, I, Gizani, S, Vuylsteke, M, van Steenberghe, D: A randomised clinical trial on the influence of splinted and unsplinted oral implants in mandibular overdenture therapy. A 3-year report. Clin Oral Investig 1997;1:81-88

[39] Naert, I, Gizani, S, Vuylsteke, M, van Steenberghe, D: A 5-year random-ized clinical trial on the influence of splinted and unsplinted oral implants in mandibular overdenture therapy. Clin Oral Implants Res 1998;9:170-177

[40] Naert, I, Gizani, S, Vuylsteke, M, van Steenberghe, D: A 5-year prospec-tive randomized clinical trial on the influence of splinted and unsplinted oral implants retaining a mandibular overdenture: Prosthetic aspects and patient satisfaction. J Oral Rehab 1999;26:195-202

[41] Naert, I, Quirynen, M, Hooghe, M, van Steenberghe, D: A comparative prospective study of splinted and unsplinted Branemark implants in mandibular overdenture therapy: A preliminary report. J Prosthet Dent 1994;71:486-492

[42] Naert, IE, Hooghe, M, Quirynen, M, van Steenberghe, D: The reliability of implant-retained hinging overdentures for the fully edentulous mandi-ble. An up to 9-year longitudinal study. Clin Oral Investig 1997;1:119-124

[43] Narhi, TO, Hevinga, M, Voorsmit, RA, Kalk, W: Maxillary overdentures retained by splinted and unsplinted implants: a retrospective study. Int J Oral Maxillofac Implants 2001;16:259-66

[44] Ohkawa, S, Okane, H, Nagasawa, T, Tsuru, H: Changes in retention of various telescope crown assemblies over long-term use. J Prosthet Dent 1990;64:135

[45] Payne, AGT, Solomons, YF: Mandibular implant-supported overden-tures: A prospective evaluation of the burden of prosthodontic mainte-

nance with 3 different attachment systems. Int J Prosthodont
2000;13:246-253

[46] Payne, AGT, Solomons, YF: The prosthetic maintenance requirements
of mandibular mucosa- and implant-supported overdentures: A review of
the literature. Int J Prosthodont 2000;13:238-245

[47] Petropoulos, VC, Smith, W, Kousvelari, E: Comparison of retention and
release periods of implant overdenture attachments. Int J Oral Maxillofac
Implants 1997;12:176-185

[48] Richter, EJ. Attachments für herausnehmbaren Zahnersatz in der Im-
plantatprothetik. In Lotzmann, K, Borchers, H (Hrsg.): Zahnmedizin 2000
- Eine Standortbestimmung zu Beginn des 3. Milleniums. Fuchstal Team
Media Vereas (2000),

[49] Richter, EJ, Meier, M, Spiekermann, H: Implantatbelastung in vivo - Un-
tersuchungen an implantatgeführten Coverdenture-Prothesen. Z Zahnärztl Implantol 1992;1:36-45

[50] Roynesdal, AK, Amundrud, B, Hannaes, HR: A comparative clinical in-
vestigation of 2 early loaded ITI dental implants supporting an overdenture in the mandible. Int J Oral Maxillofac Implants 2001;16:246-251

[51] Sackett, DL: Was ist Evidenz-basierte Medizin und was nicht? Münch
Med Wschr 1997;139:644-645

[52] Sackett, DL, Straus, SE, Richardson, WS, Rosenberg, W, Haynes, RB,
Oxford Centre for Evidence Based Medicine: Levels of evidence. Edin-
burgh, Churchill-Livingstone (2000)

[53] Schaller, C, Richter, EJ: Verankerungselemente für implantatgestützten
Zahnersatz im zahnlosen Kiefer. Implantologie 2000;8:353-358

[54] Schneider, P, Gehrke, P: Langzeitergebnisse implantologischer Pfeiler-
vermehrung im reduzierten Restgebiss mittels präfabrizierter Doppelkronen. Z Zahnärztl Implantol 2008;24:2-11

[55] Spiekermann, H: Implantologie. Farbatlanten der Zahnmedizin, Band 10.
München, Hanser (1994)

[56] Stoker, GT, Wismeijer, D, van Waas, MA: An eight-year follow-up to a
randomized clinical trial of aftercare and cost-analysis with three types of
mandibular implant-retained overdentures. J Dent Res 2007;86:276-280

[57] Strub, JR, Türp, JC, Witowski, S, Hürzeler, MB, Kern, M: Curriculum Prothetik. Band 3: Kombonierte und abnehmbare Prothetik, Implantatologie,
Nachsorge, Psychologie. 2. Auflage. Berlin, Quintessenz (1999)

[58]   Timmerman, R, Stoker, GT, Wismeijer, D, Oosterveld, P, Vermeeren, JI, van Waas, MA: An eight-year follow-up to a randomized clinical trial of participant satisfaction with three types of mandibular implant-retained overdentures. J Dent Res 2004;83:630-3

[59]   van Kampen, FMC, Cune, MS, van der Bilt, A, Bosman, F: Retention and postinsertion maintenance of bar-clip, ball, and magnet attachments in mandibular implant overdenture treatment: An in vivo comparison after 3 months of function. Clin Oral Implants Res 2003;14:720-726

[60]   Visser, A, Meijer, HJ, Raghoebar, GM, Vissink, A: Implant-retained mandibular overdentures versus conventional dentures: 10 years of care and aftercare. Int J Prosthodont 2006;19:271-8

[61]   Walton, JB: A randomized clinical trial comparing two mandibular implant overdenture designs: 3-year prosthetic outcomes using a six-field protocol. Int J Prosthodont 2003;16:255-260

[62]   Walton, JN, MacEntee, MI, Glick, N: One-year prosthetic outcomes with implant overdentures: A randomized clinical trial. Int J Oral Maxillofac Implants 2002;17:391-398

[63]   Weigl, P, Hauptmann, J, Lauer, HC: Vorteile und Wirkungsweise eines biokompatiblen neuen Halteelements: Vollkeramische Primärkrone, kombiniert mit metallischer Sekundärkrone. Quintessenz Zahntech 1996;22:507-525

[64]   Weigl, P, Lauer, HC: Advanced biomaterials used for a new telescopic retainer for removable dentures: Ceramic vs. electroplated golden copings. Part 2: Clinical Effects. J Biomed Mater Res 2000;53:337-347

[65]   Wismeijer, D, van Waas, MA, Mulder, J, Vermeeren, JI, Kalk, W: Clinical and radiological results of patients treated with three treatment modalities for overdentures on implants of the ITI Dental Implant System. A randomized controlled clinical trial. Clin Oral Implants Res 1999;10:297-306

[66]   Worthington, P, Branemark, PI: Advanced osseointegration surgery. Berlin, Quintessenz (1992)

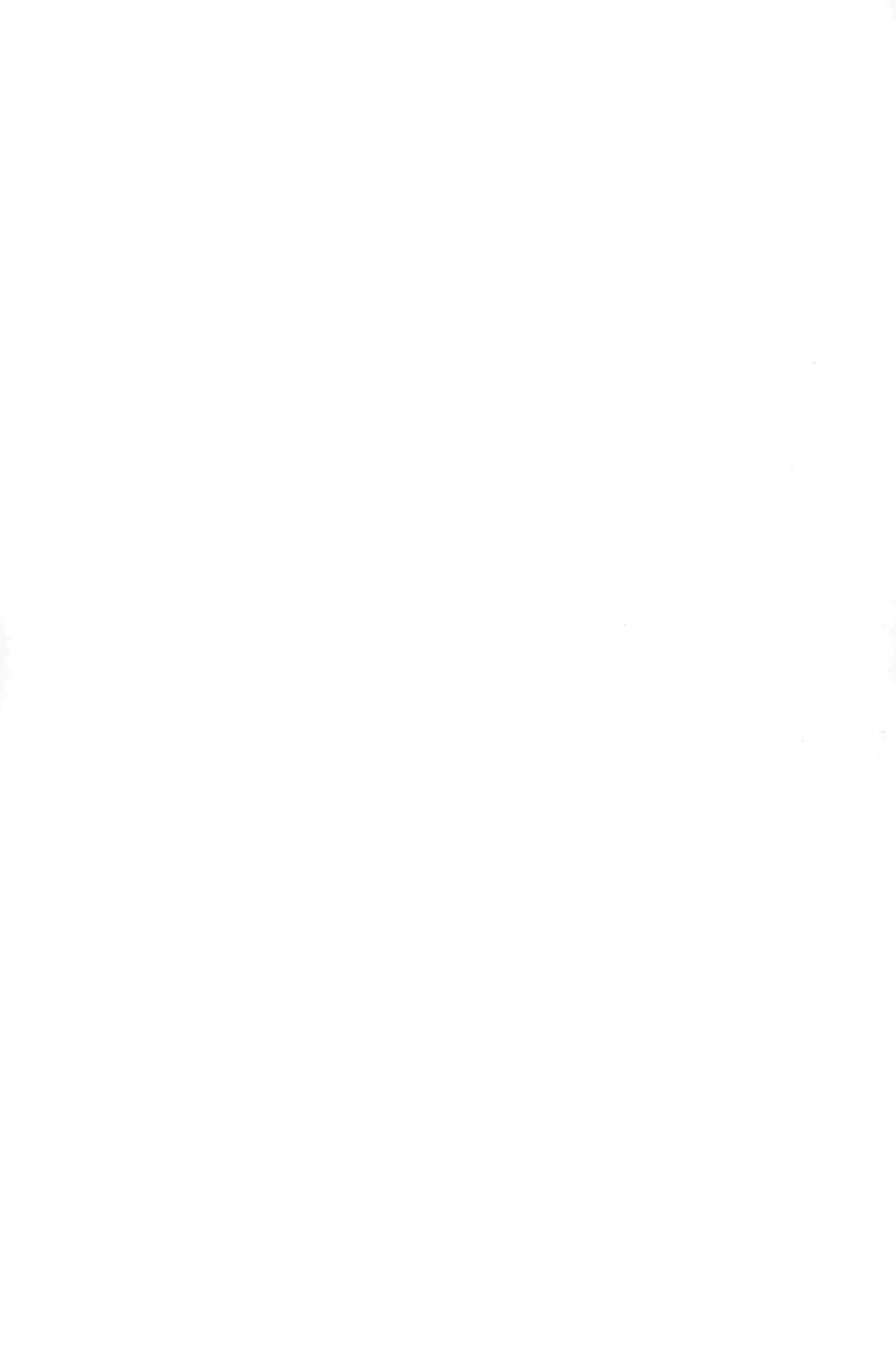